儿童健康行为绘本

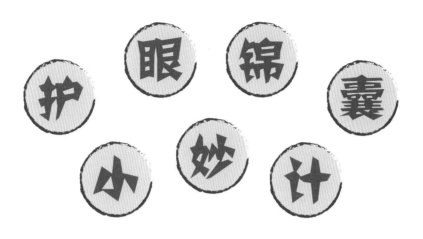

护眼锦囊小妙计

史慧静　郭锦萍　主编

U0259906

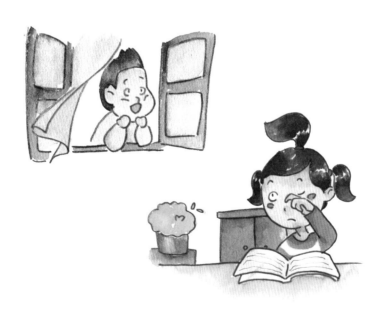

复旦大學 出版社

## 内容提要

　　小学生多多和她的小伙伴们为了赶时间阅读小说，在不良用眼环境下，长时间近距离阅读和看电视，并用手揉眼睛，出现了一系列眼睛问题。他们被健康小卫士带到了近视奇幻世界，在那里，小伙伴们遇到了一个个不爱护眼睛的自己，感受到了不保护眼睛的后果。在健康小卫士的帮助下，小伙伴们利用一个个护眼锦囊妙计改正了不良用眼行为，及时去医院进行必要的治疗后，又回到了清晰、明亮的世界。

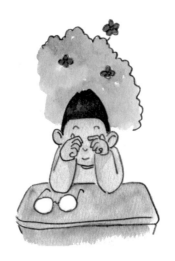

主　　编　史慧静　郭锦萍

副 主 编　李　墨　徐心儿

编写人员　（按姓氏笔画排序）

王亚宁（复旦大学公共卫生学院）

史慧静（复旦大学公共卫生学院）

李　墨（救助儿童会）

李梦娜（复旦大学公共卫生学院）

张　喆（复旦大学公共卫生学院）

杨雨帆（复旦大学公共卫生学院）

徐心儿（救助儿童会）

郭锦萍（救助儿童会）

曹春慧（上海李婴宁戏剧工作室）

绘　　画　儿科医生鱼小南

策　　划　Save the Children 救助儿童会

支　　持　箭牌公司基金会

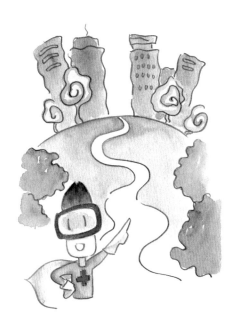

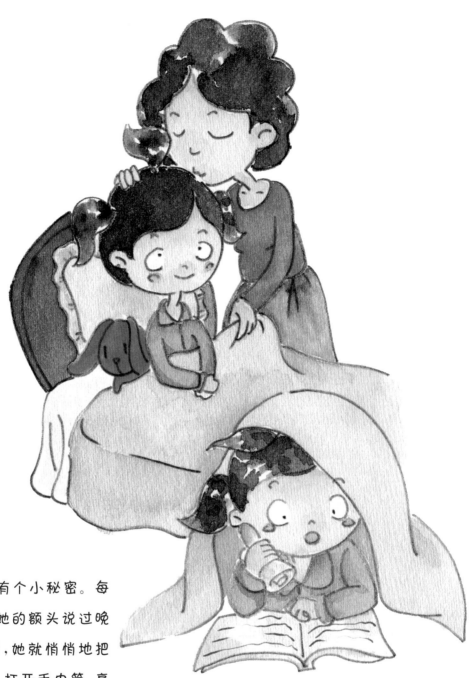

　　多多最近有个小秘密。每天等妈妈亲吻她的额头说过晚安，关上灯之后，她就悄悄地把被子盖在头上，打开手电筒，亮出她的小秘密：看一本最近学校最流行的小说。哇，内容太精彩了，人物都太酷了。多多躲在被子里面，偷偷地看，每次一看就看到凌晨。

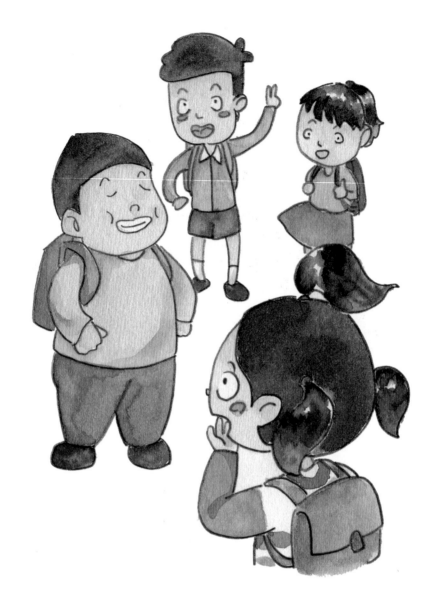

  第二天来到学校,多多和同学们聚在一起,兴奋地分享小说的内容。令多多感到很惊讶的是,大家看书的进度竟然都比多多快。

  小胖说:"那当然了,我昨天在回家的路上,坐公交车看了十页,回家做完作业又看了二十页,你当然比不过我了,哈哈哈哈!"

  大明说:"小胖这个不算什么。星期天的时候,我下午五点多就做完作业了。然后就在房间里面看书,一口气看到了晚上十点多,连晚饭都没吃。你瞧,我半本都看完了。"

  小惠说:"你们都比我慢多了,我最近在看这本小说改编的电视剧,星期六一上午我就已经看到第八集了,昨天晚上又看了三集,好想快点看完呀。"

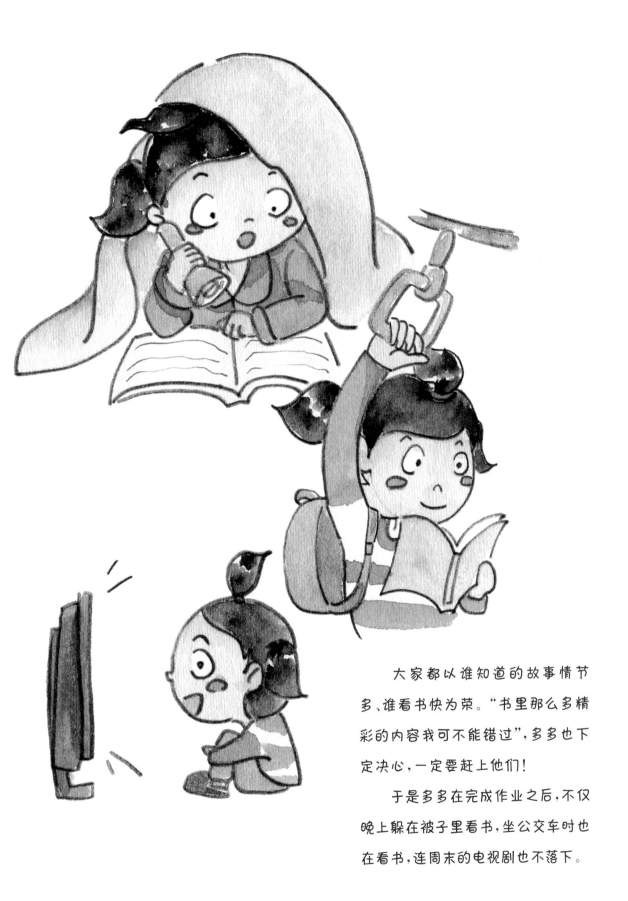

大家都以谁知道的故事情节多、谁看书快为荣。"书里那么多精彩的内容我可不能错过",多多也下定决心,一定要赶上他们!

于是多多在完成作业之后,不仅晚上躲在被子里看书,坐公交车时也在看书,连周末的电视剧也不落下。

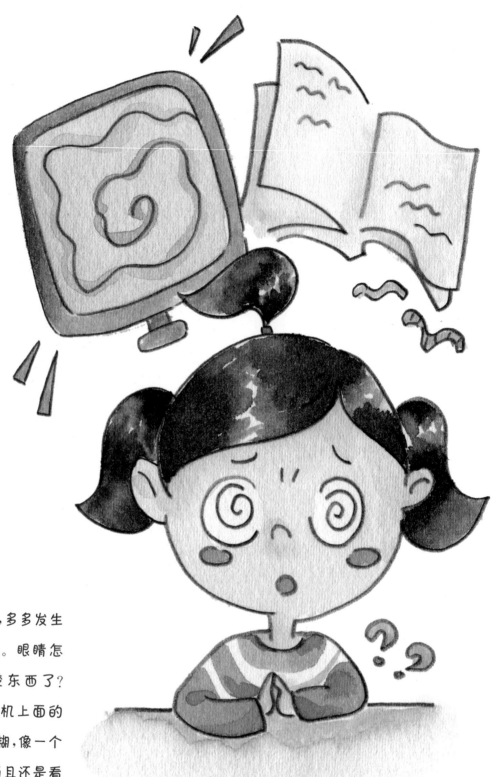

慢慢地,多多发生了一些变化。眼睛怎么看不清楚东西了?书上和电视机上面的字越来越模糊,像一个个小虫子,而且还是看不清楚几只脚的小虫子。

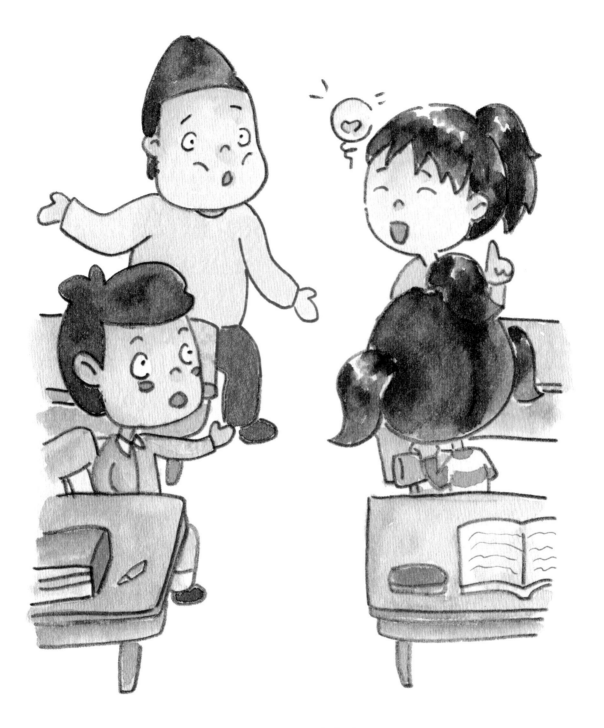

更奇怪的是，同学们身上也发生了同样的事情。

小胖说："最近老师黑板上的字怎么写得越来越小，哎呀，我都看不清楚了。"

大明说："你们说，书上的字是不是也变小了？"

小惠说："我也发现了！不过没事，我发现了一个妙招，把眼睛眯起来看，或者这样使劲揉一揉，揉到有眼泪出来，就会好很多呢！"

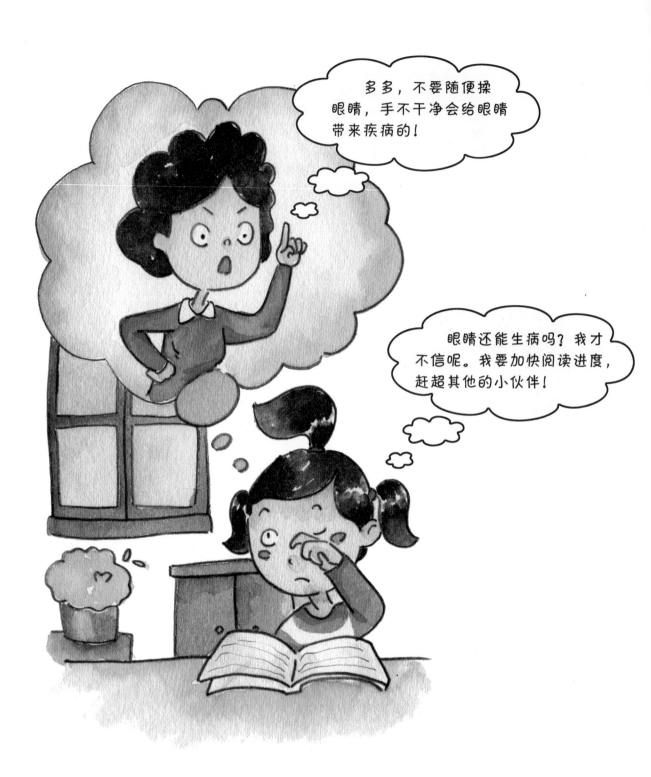

　　是这样吗？大家模仿着小惠一起眯眼睛或揉眼睛，好像是好一些了。因此，每当看书眼睛不舒服的时候，多多就会使劲揉眼睛或眯眼睛，爸爸、妈妈怎么劝也不肯听。

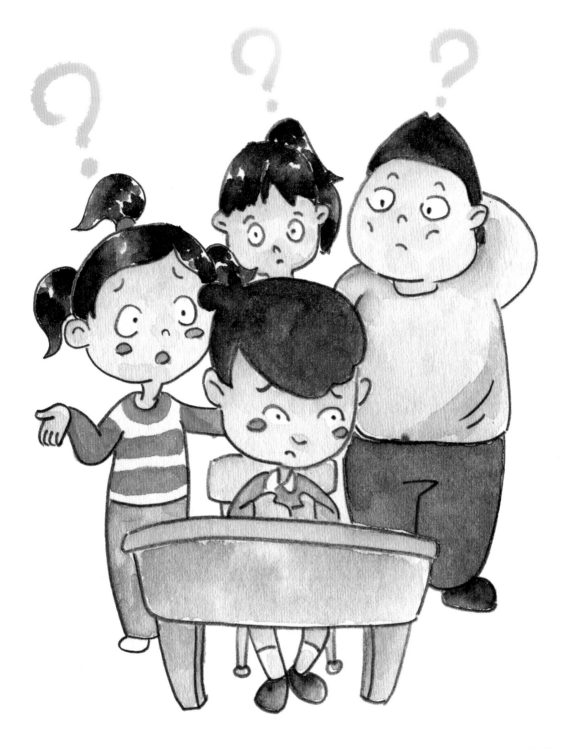

今天，大家都发现大明很奇怪。到学校之后，他没有和大家讨论故事，看起来也不太高兴。大家都围着大明问："你怎么了？"

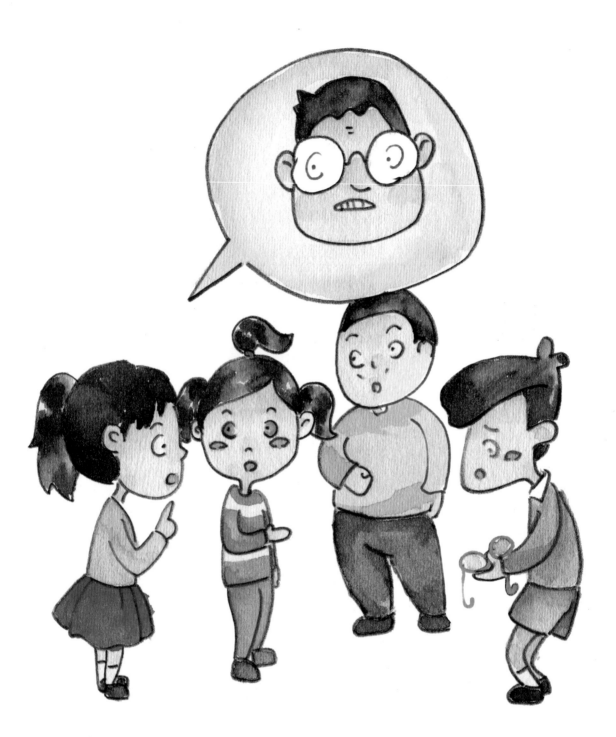

　　大明低下头，好像很难受的样子："我给你们看样东西。"说着他便把大家拉到一边，偷偷地拿出了一样东西。

　　小惠一眼认出了这是眼镜，随口说道："我爸爸就戴眼镜的。"

　　大明伤心地说："这是我新配的眼镜，好难看啊！可医生叔叔说，我得了近视眼，现在必须戴眼镜矫正了。"

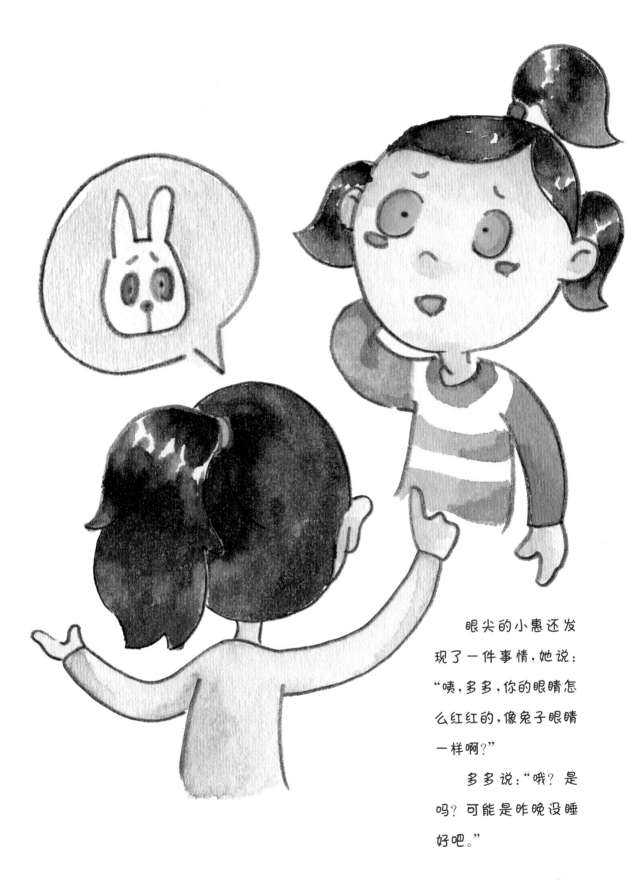

眼尖的小惠还发现了一件事情，她说："咦，多多，你的眼睛怎么红红的，像兔子眼睛一样啊？"

多多说："哦？是吗？可能是昨晚没睡好吧。"

9

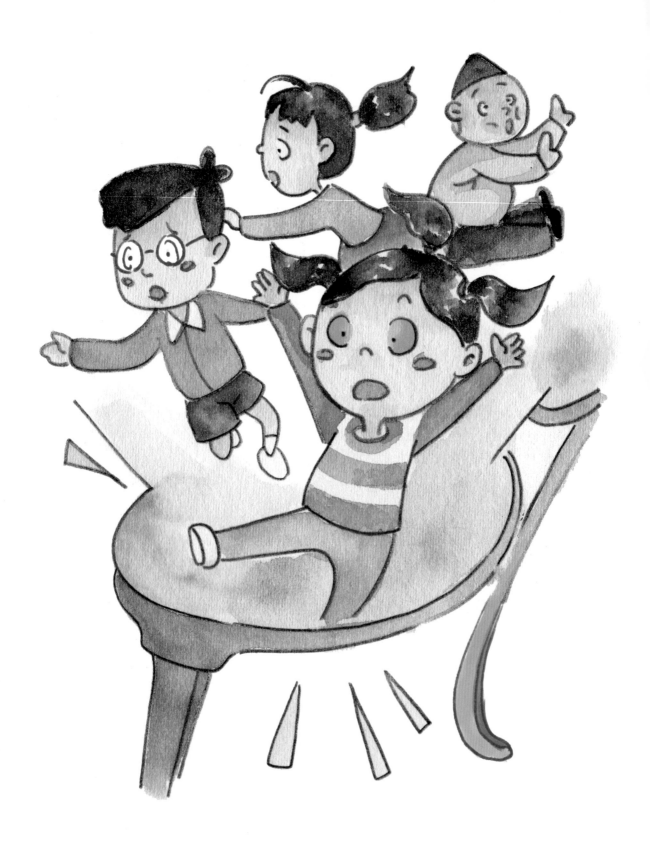

多多的话音刚落,大明的眼镜发出了奇异的光芒,把小伙伴们都吸到了眼镜里面。

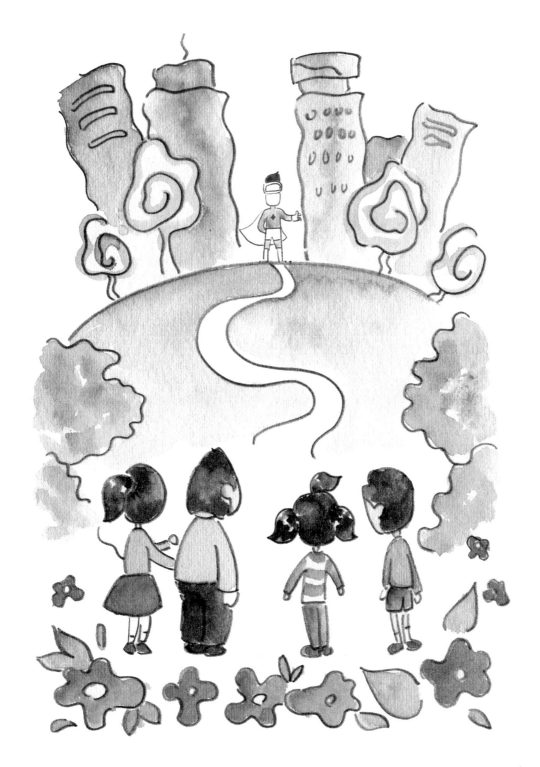

　　大家站在了一个奇怪的世界里。这个世界和我们的世界差不多，但是所有的
东西都模模糊糊，连小花、小草也很模糊。远处好像站着一个人。

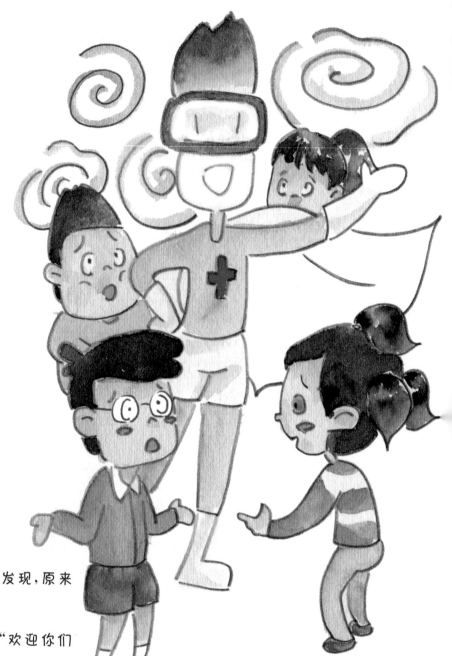

　　大家跑过去，才发现，原来
是健康小卫士。

　　健康小卫士说："欢迎你们
来到近视的世界。"

　　小胖说："健康小卫士，我不
喜欢这里，我们想要出去。这里
的东西都好模糊。"

　　大明说："我现在不戴眼镜
看东西时就是这样的，呜呜呜！"

健康小卫士说："我叫你们来这里，是想请你们帮我完成几个任务，去帮助一些小朋友。你们愿意帮助我吗？"

大家一听，原来是帮助其他的小朋友，都欣然同意了！

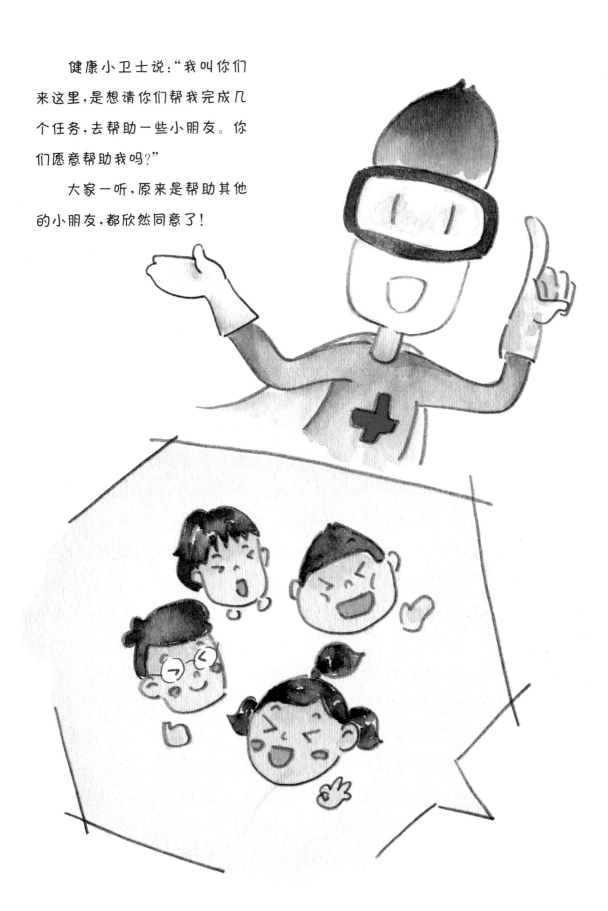

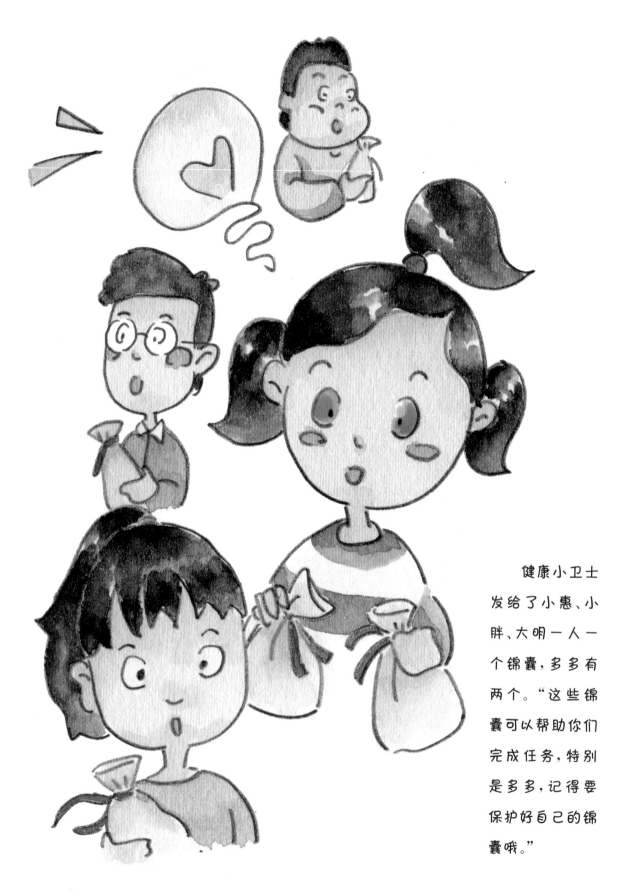

健康小卫士发给了小惠、小胖、大明一人一个锦囊，多多有两个。"这些锦囊可以帮助你们完成任务，特别是多多，记得要保护好自己的锦囊哦。"

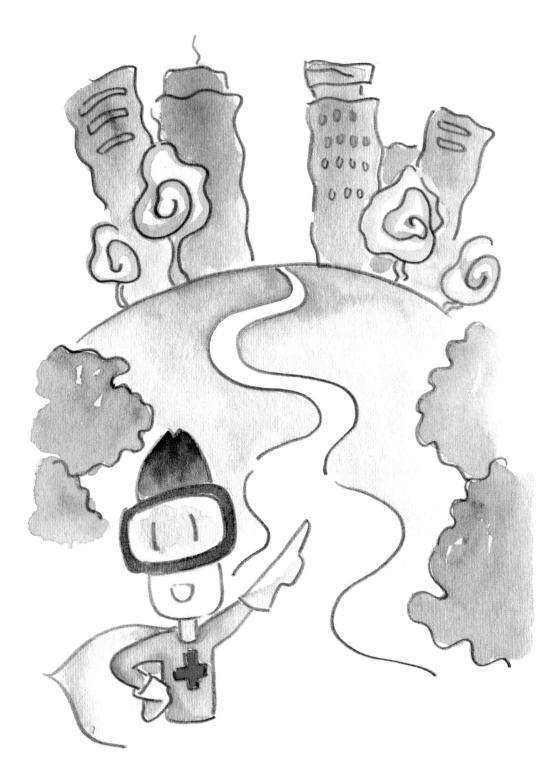

"那任务到底是什么?"大家齐声问道。

"你们顺着这条路一直往前走,自然就知道了。"健康小卫士神秘地说。

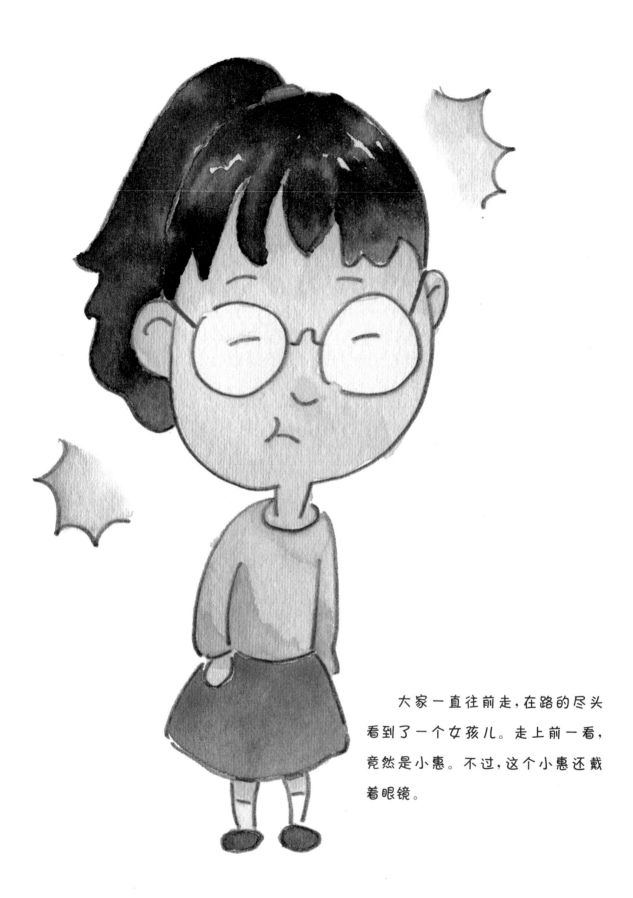

大家一直往前走，在路的尽头看到了一个女孩儿。走上前一看，竟然是小惠。不过，这个小惠还戴着眼镜。

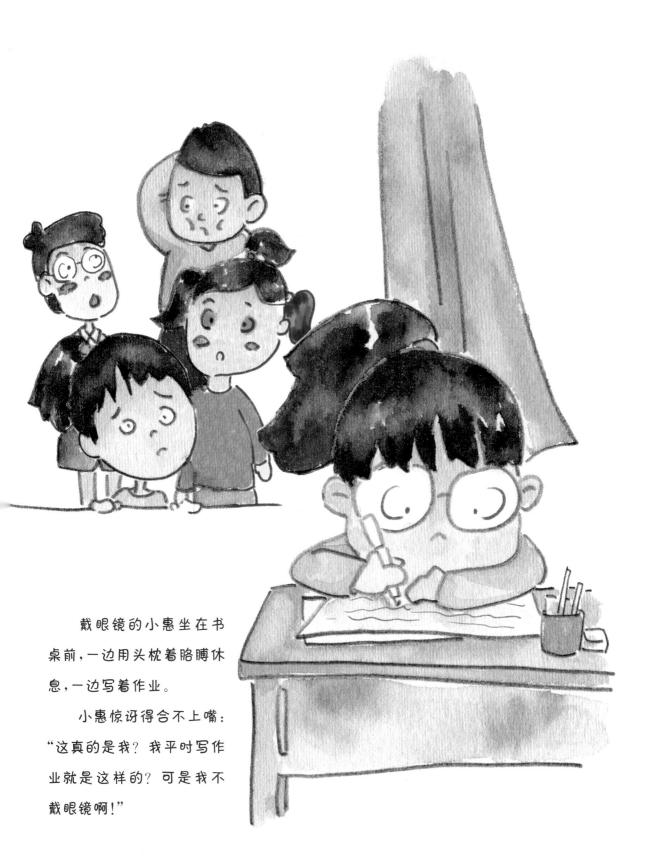

戴眼镜的小惠坐在书桌前，一边用头枕着胳膊休息，一边写着作业。

小惠惊讶得合不上嘴："这真的是我？我平时写作业就是这样的？可是我不戴眼镜啊！"

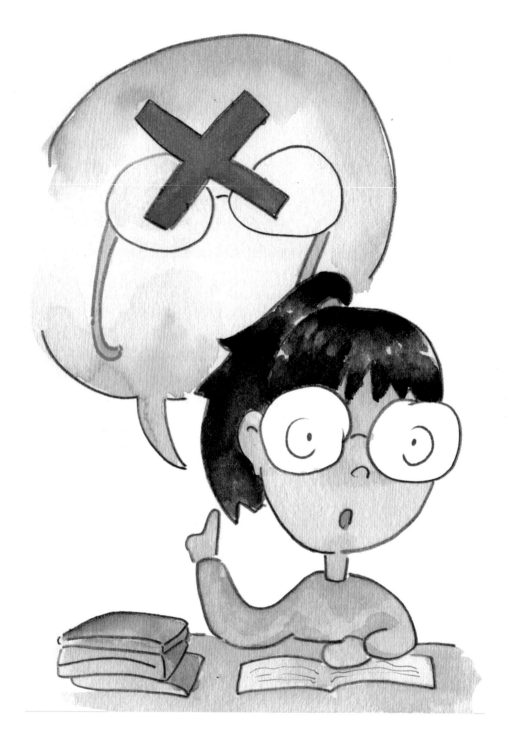

　　戴眼镜的小惠抬起头对不戴眼镜的小惠说："就是因为你常常这样写作业，我才变成了近视眼。你只有帮我去掉眼镜，你才能继续往下走。"

　　那到底怎样才能去掉眼镜呢？多多伸手去摘戴眼镜的小惠架在鼻子上的眼镜，发现根本取不下来。大家都急坏了，这可怎么办？

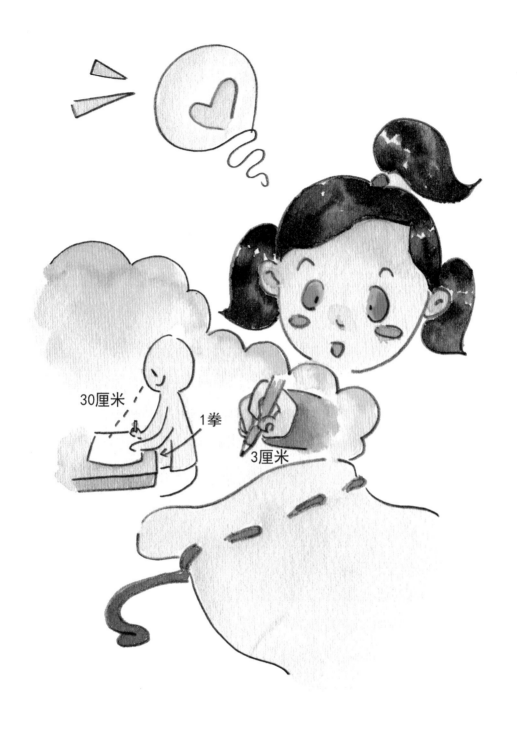

多多突然想起来：快看看锦囊！

大家打开小惠的锦囊，发现里面写着：

写字时，身体要坐正，大腿要放平，不歪头、不弓背，肩与桌沿平行；眼睛与书本的距离最好保持1尺（30厘米）；胸口与桌面的距离为1拳；握笔手指尖与笔尖的距离为1寸（3厘米）。

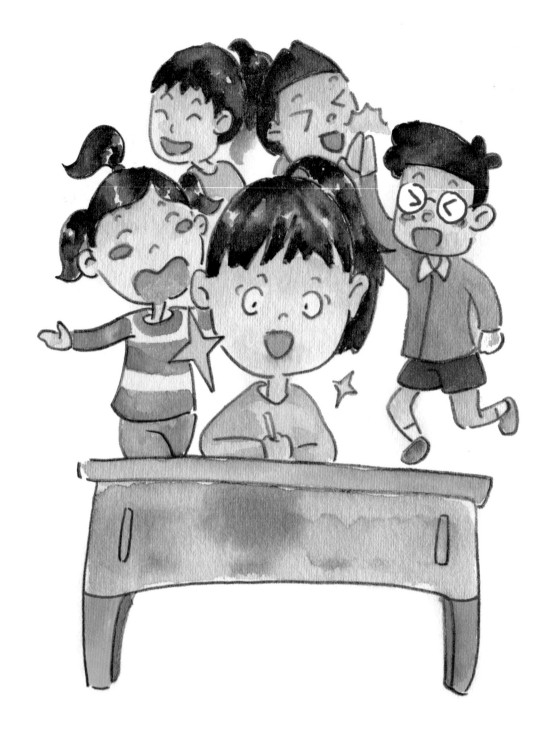

大家冲过去帮戴眼镜的小惠按照锦囊的提示调整好坐姿，小惠的眼镜一下子就不见了。

"谢谢大家！"小惠高兴地说。

大家这才恍然大悟，原来平时写作业要保持这样的姿势。这时，路边的风景也变得稍微清楚了一些。

大家接着往前走，看到了一个戴眼镜的小男孩。

　　黑暗的房间里，这个戴着眼镜的小男孩竟然是大明。他正在看电视。电视已经离他很近了，可是他还伸着脖子努力靠近电视。

　　"你们怎么才来？我的眼睛好难受，快点帮我去掉眼镜吧！"

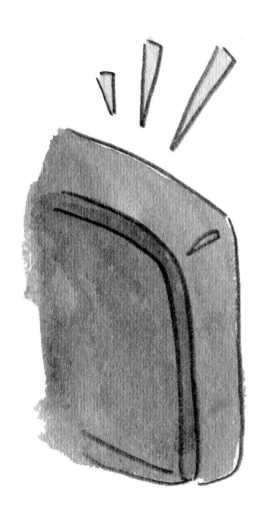

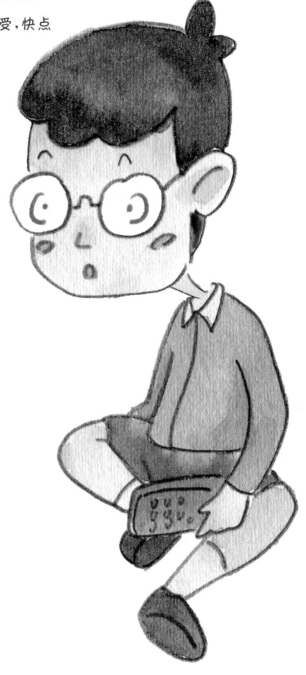

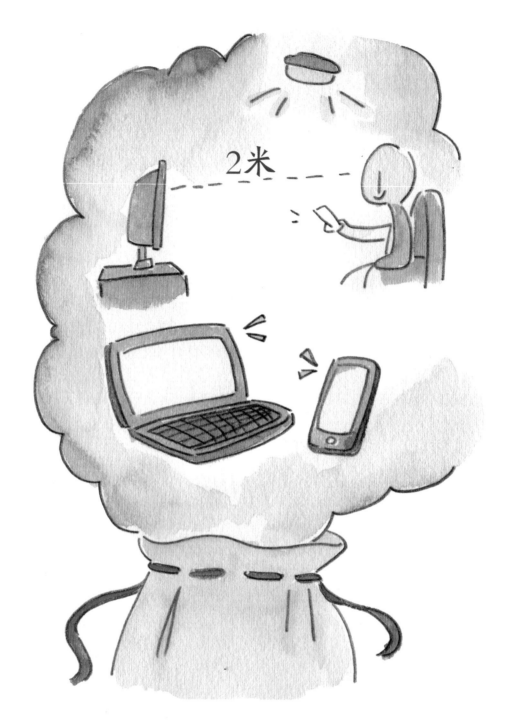

　　大家打开大明的锦囊，里面写着：看电视时，要亮起室内灯光，眼睛与电视机距离应为电视屏幕对角线长度的3倍（通常至少保持2米），屏幕高度与眼睛平行。小学生平均每天看电视总时间要控制在1小时以内，每次应少于30分钟；看平板电脑的时间，一天累计不超过1小时，每次应少于20分钟；看手机的时间应该更短，因为屏幕越小的电子产品，对视力伤害越大。

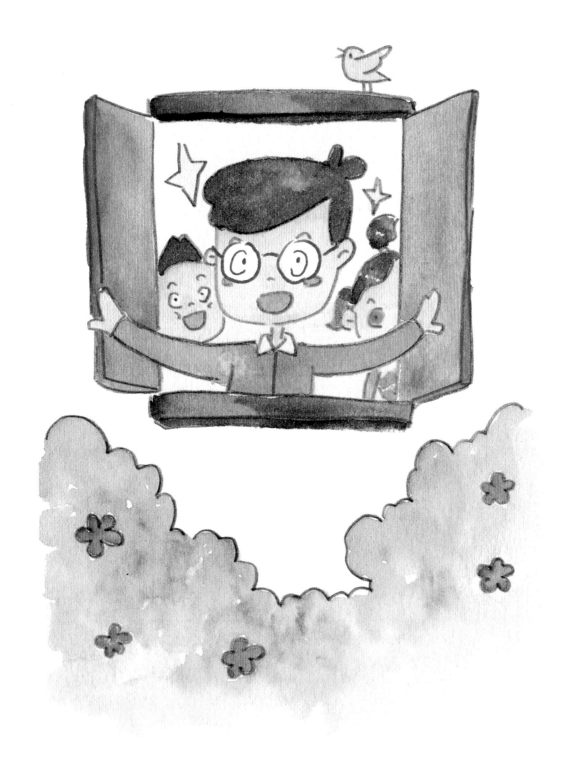

　　大家赶忙把房间的大灯打开,让大明坐到离电视屏幕 2 米以外的地方,并说:"大明,你已经快差不多连续看电视 30 分钟了吧,一定要休息一下眼睛哦,看看绿色植物,或者望望远处的景物,同时你自己也要多去室外活动。"咦?! 大明的眼睛舒服多了,不再疼痛了。

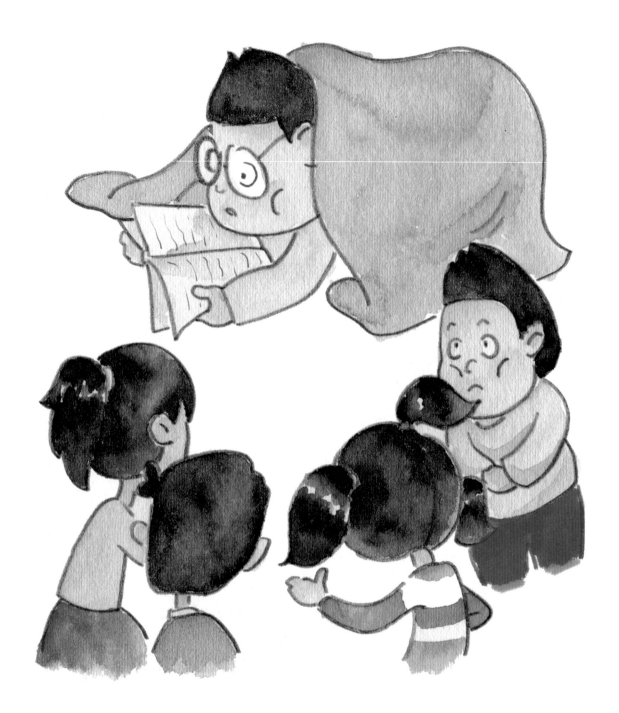

　　大家继续赶路,竟然还遇到了戴眼镜的小胖。戴眼镜的小胖正钻在被子里
看书。

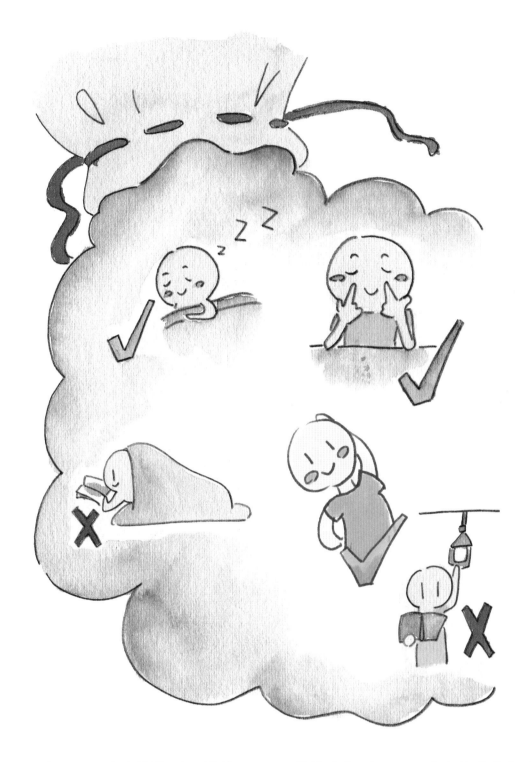

　　大家打开小胖的锦囊，里面写着：不可以躺着看书，也不可以在走路或乘车时看书、玩手机。因为这样容易造成阅读距离不稳定。如果再加上阅读时光线不够充足、不稳定的话，眼睛就很容易疲劳。另外，保持睡眠充足，经常做眼保健操，多进行户外活动，这些都有利于保护视力。

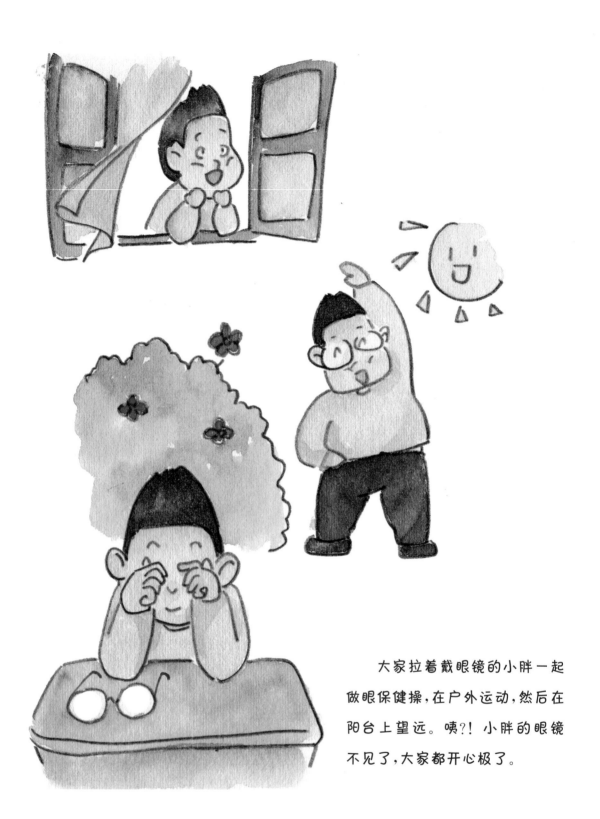

大家拉着戴眼镜的小胖一起
做眼保健操，在户外运动，然后在
阳台上望远。咦?! 小胖的眼镜
不见了，大家都开心极了。

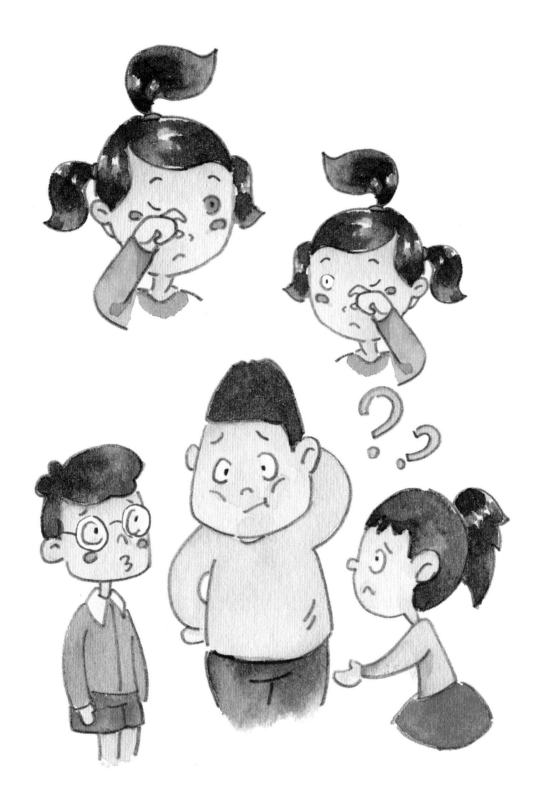

　　只有多多手里还有两个锦囊了。大家继续往前走，竟然遇到了多多。这个多多虽然没有戴眼镜，但却在不停地揉眼睛。身边的多多飞奔到另一个多多身边。这下麻烦了，分不清哪个是真多多了。两个人都一直在揉眼睛。

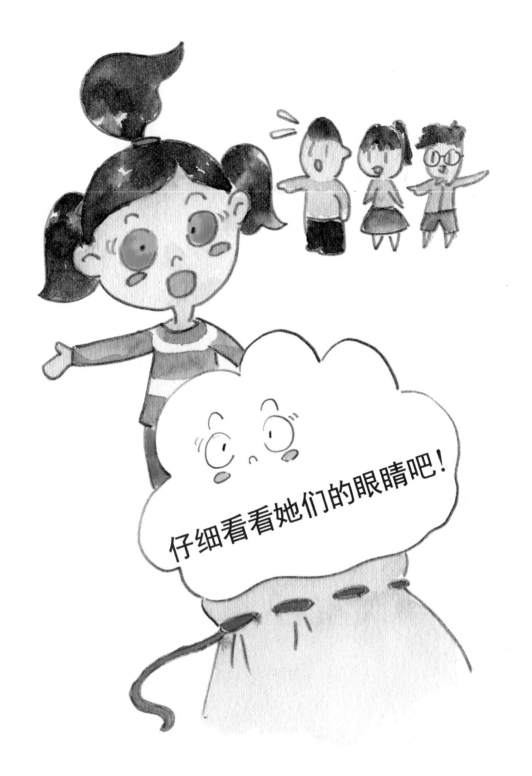

仔细看看她们的眼睛吧！

快快打开其中一个锦囊看看吧。锦囊里面写着：仔细看看她们的眼睛吧！

大家仔细看着两个多多的眼睛，他们发现其中一个多多眼睛竟然是红色的。

"红眼睛的就是真多多！"大家争先恐后兴奋地喊着。

"赶紧阻止多多揉眼睛！"小胖说。

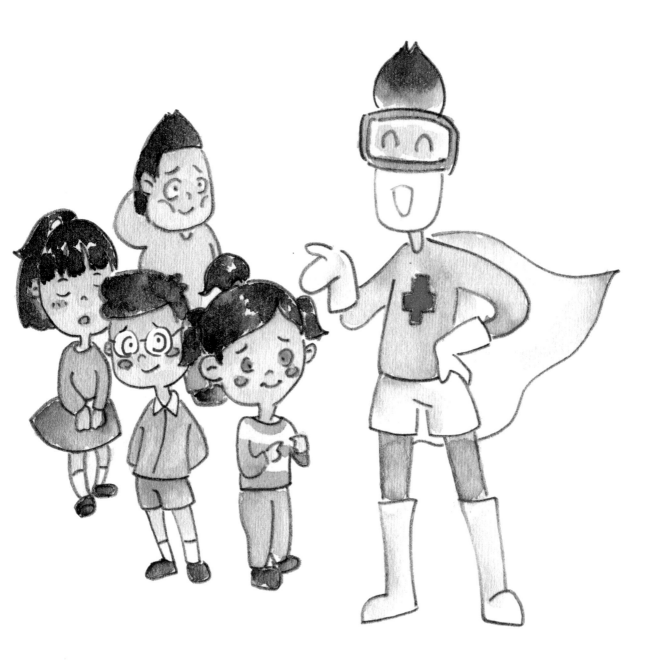

大家的任务全部完成了!

这时,健康小卫士出现了。

"恭喜你们! 完成了所有查找近视原因的任务。刚才你们都碰到了谁呢?"

大家都惭愧地低下了头,其实他们碰到的都是不爱护眼睛的自己。

"健康小卫士，我们知道错了。原来我之前长时间看书、看电视，在光线不好的情况下，眼睛疲劳时不休息，这些做法会让我们患近视。"

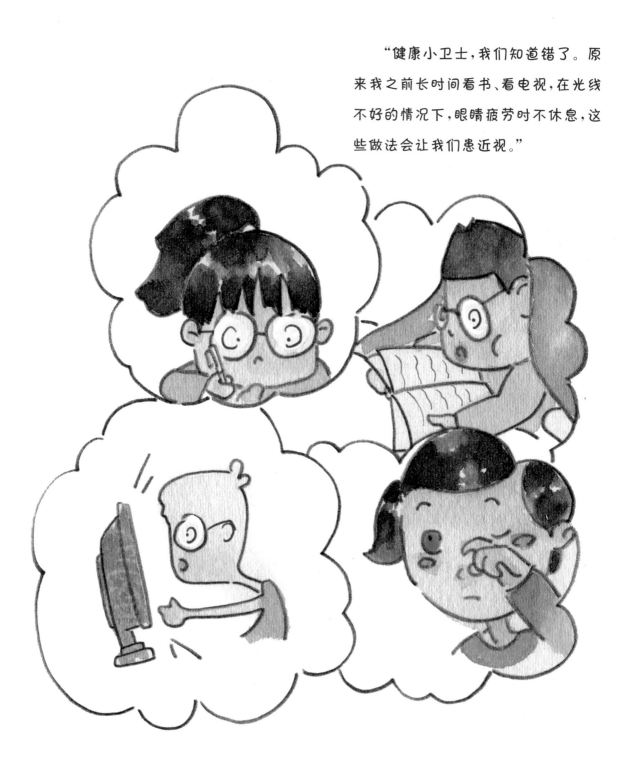

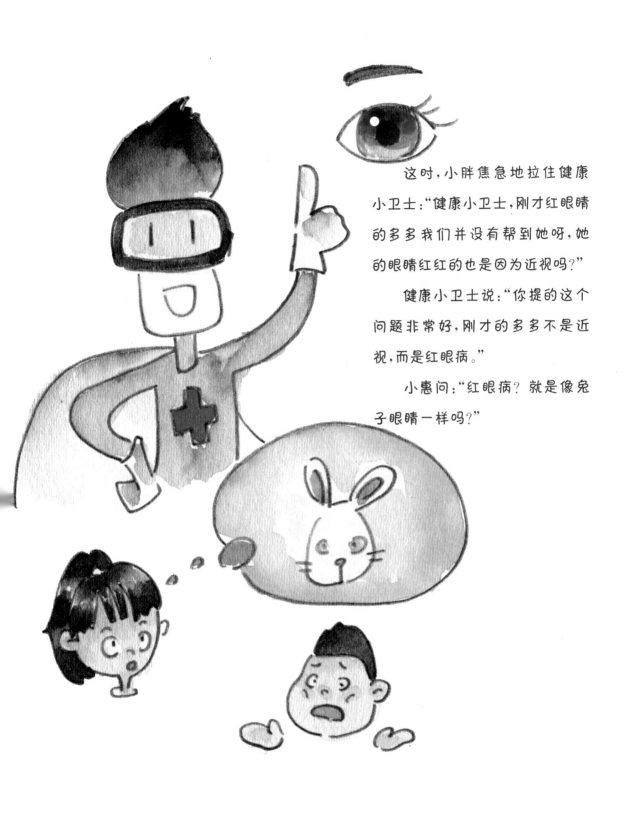

这时，小胖焦急地拉住健康小卫士："健康小卫士，刚才红眼睛的多多我们并没有帮到她呀，她的眼睛红红的也是因为近视吗？"

健康小卫士说："你提的这个问题非常好，刚才的多多不是近视，而是红眼病。"

小惠问："红眼病？就是像兔子眼睛一样吗？"

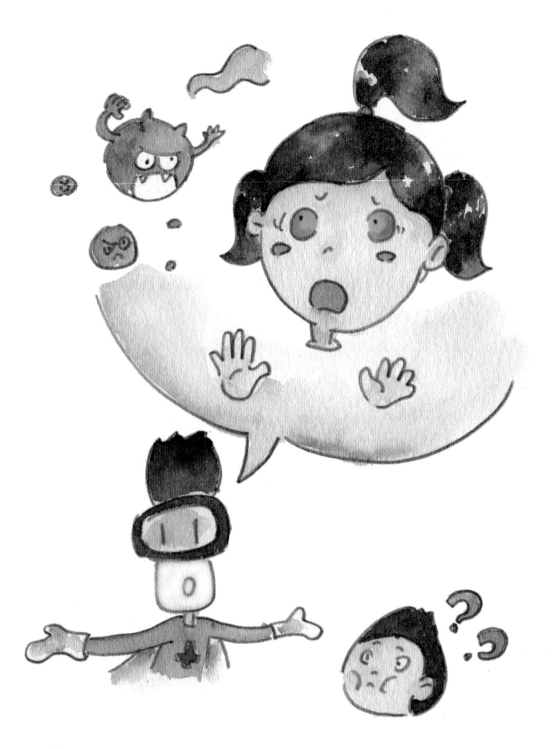

健康小卫士说:"红眼病的学名叫结膜炎,它主要是由细菌、病毒感染造成的。"
大明说:"原来眼睛也会感染细菌、病毒! 那我们应该怎样预防红眼病呢?"

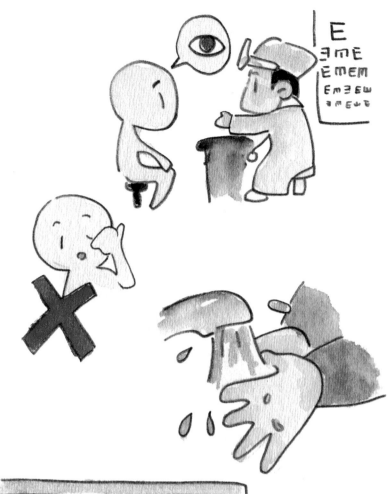

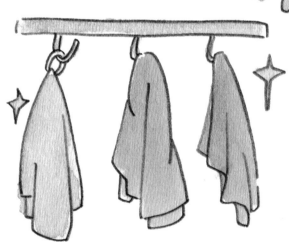

健康小卫士说:"预防红眼病,大家要做到:不与他人共用毛巾、脸盆,坚持一人一巾一盆。毛巾要经常洗晒或煮沸消毒。勤剪指甲,勤洗手、洗脸。接触双眼前后都要洗净双手,尽量避免用手揉眼。像你们这样经常用手揉眼睛,就会增加感染的机会。出现眼睛红肿、有脓性分泌物、怕光、眼痛、异物感、灼热感等症状时,要上医院治疗。总之,我们的眼睛需要好好保护。"

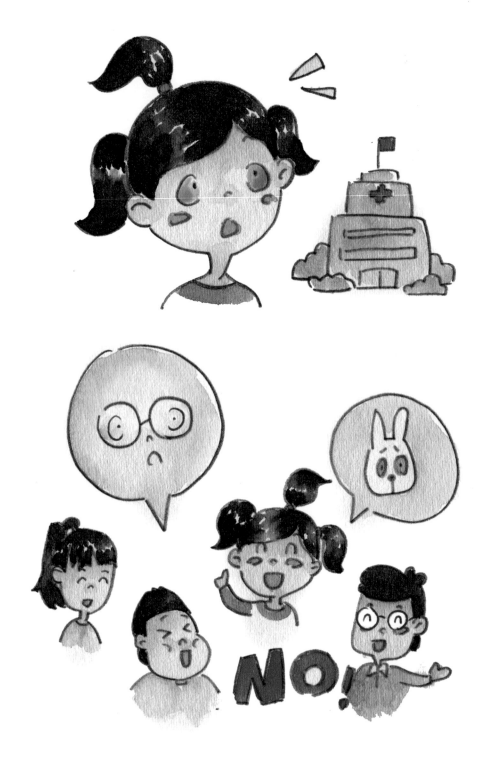

大家都点了点头。

"以前是我们没有照顾好自己的眼睛。以后我们要注意保护眼睛，爱护眼睛，不做近视眼，也不要变成小兔子。"

多多恍然大悟："那我得马上去医院，治治我的红眼病啦！我可不要当小兔子！"

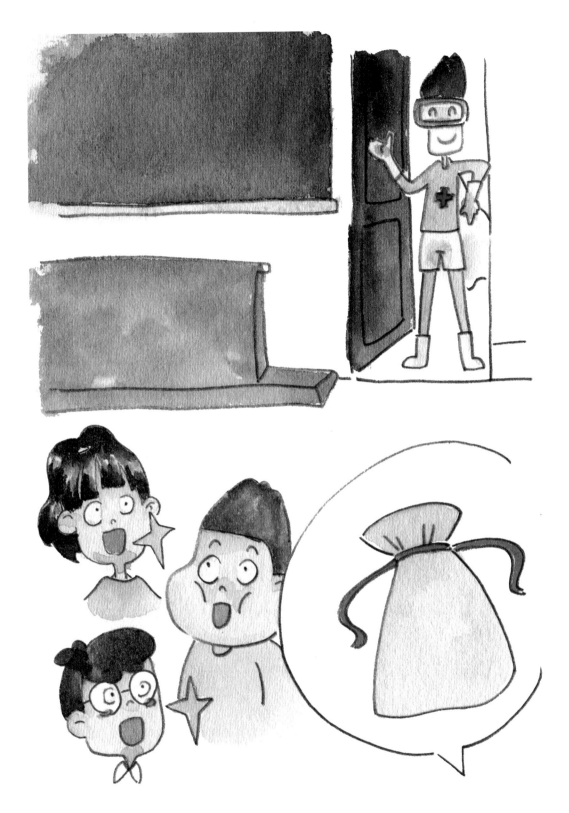

话音刚落下，大家就回到了教室里，周围的世界变得很清楚。健康小卫士站在教室门口欣慰地看着大家。

多多这才注意到了桌子上的最后一个锦囊。

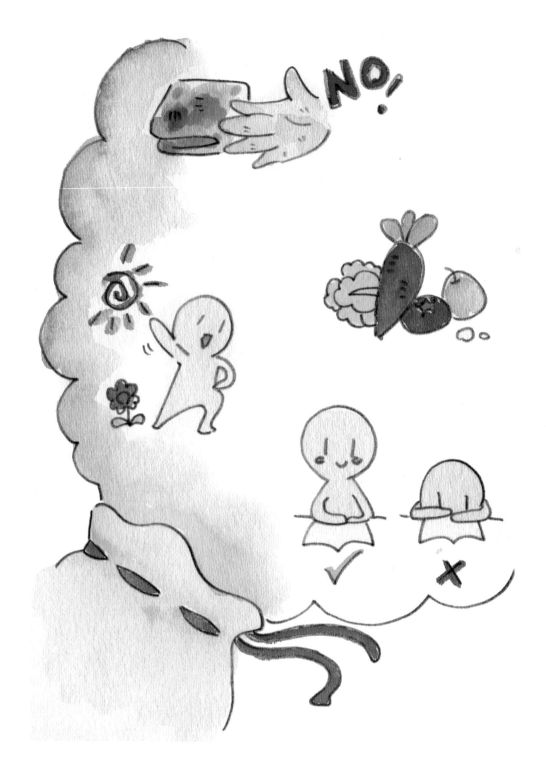

　　多多打开了最后一个锦囊，里面写着：保护视力有妙招，合理用眼是关键；室外活动要保证，每天最好2小时；饮食均衡很重要，蔬菜、水果不能少；眼睛也要讲卫生，脏手、脏巾不要碰。

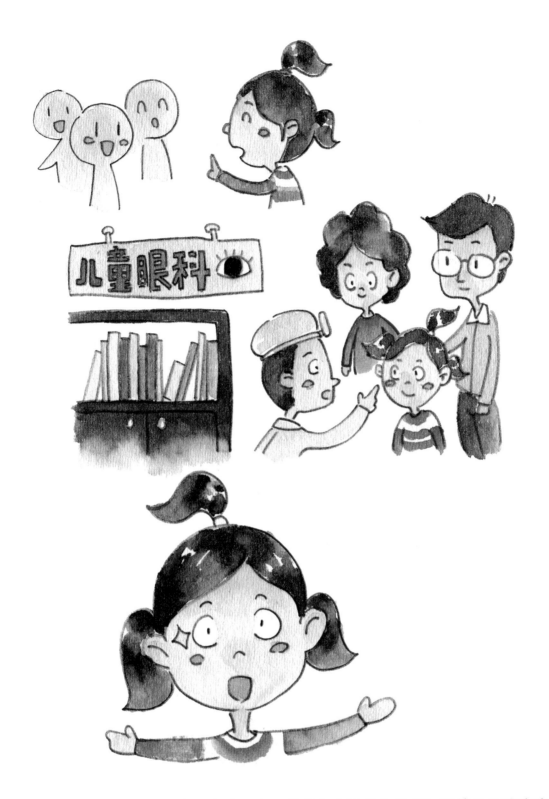

　　多多赶紧把这个小秘密分享给大家。希望每个同学都重视和坚持做好眼睛的保护,同时积极督促身边的同学。多多的爸爸、妈妈带着多多去医院,医生给她做了检查,配了药。多多的红眼病也很快治愈了,再也不用当小兔子啦!

# 护眼知识乐园

 **有关近视的事实**

1. 人的眼睛就好比一台照相机，视网膜就好比胶片。在眼调节放松状态下，平行光线经过人眼的屈光系统折射后焦点落在视网膜之前，就会出现视物模糊，称为近视眼。

2. 一旦近视，人常会表现出：靠近看电视或书本，看东西眯眼，容易流泪，眼睛干燥或酸胀、眼痛，视物模糊。发现上述情况，应及时到正规医院眼科进一步检查，在医生指导下采取控制近视度数加深的措施。

3. 近视可以分为低度、中度和高度。低度近视是指近视度数小于300度；中度近视度数为300～600度；高度近视度数600度及以上。14岁以下的儿童进行屈光度数检查时最好散瞳验光，以确保获得合理的配镜度数。

4. 儿童期近视，容易发展成高度近视，眼球前后轴过度伸长，导致黄斑变性、视网膜脱离等眼科并发症发生的风险加大，严重的甚至可致盲。

**如何预防和控制近视的发生、发展？**

1. 坚持每天到户外自然光线下活动至少2小时（可以累积）；多进行能看到物体运动的活动，如打乒乓球、打羽毛球、打篮球、放风筝、踢毽子等，锻炼眼睛的调节能力。

2. 合理安排用眼时间间隔，连续读写作业或看屏幕40分钟左右后必须休息眼睛，多观察花草树木，极目远眺，及时消除眼疲劳；少用各种手机、平板电脑等电子产品。

3. 要注意养成正确的读写姿势。身体要坐正,肩膀要放平,腰部要挺直、不靠椅背;保持胸口与桌子距离约 1 拳,眼睛与书本距离约 1 尺(约 30 厘米),握笔手指与笔尖距离约 1 寸(约 3 厘米);两脚自然摆放,写字时胳膊肘平放在桌子上,拇指与食指微微分开或轻轻相触,不可相叠;在头摆正、身坐直的情况下,写字时两眼视线能清楚看到笔尖。

4. 看书写字时,光线应适度,不宜过强或过暗;光线应从左前方射来,左撇子者则相反,以免手的阴影遮挡妨碍视线。宜选择暖色调的台灯,应有一个遮光罩。应尽量避免在漆黑的环境下看电视。不可歪头、躺着、走路或在摇晃的车船上看书。

5. 所用印刷品字迹要清晰,对比要鲜明;桌椅高度要与身高相匹配。

6. 每天上午、下午各做一次眼保健操,注意双手干净,用手指按揉时做到穴位准确、手法正确、力度适当。

7. 每天保持充足的睡眠时间,小学生 10 小时,初中生 9 小时,高中生 8 小时。

8. 合理营养,平衡膳食,不挑食,不偏食,保证营养全面,多吃蔬菜、瓜果,常吃富含维生素 A 的食品,如胡萝卜、菠菜、动物肝脏、杏子、枇杷等,少吃高脂肪、油炸食物、烧烤食物、甜食等。

9. 每半年去正规医院眼科进行视力和屈光度检查,并建立屈光发育档案,做到近视早发现、早干预。

10. 配镜后也应定时复查,至少半年一次。佩戴眼镜后仍要注意用眼卫生,避免过度用眼等,科学佩戴眼镜。近视除了戴传统的框架眼镜矫治外,阿托品眼膏、OK 镜也是近视的早期治疗措施。

**图书在版编目(CIP)数据**

护眼锦囊小妙计/史慧静,郭锦萍主编. —上海:复旦大学出版社,2017.9
(儿童健康行为绘本)
ISBN 978-7-309-13228-1

Ⅰ. 护⋯ Ⅱ.①史⋯②郭⋯ Ⅲ. 眼-保健-少儿读物 Ⅳ. R77-49

中国版本图书馆 CIP 数据核字(2017)第 214674 号

**护眼锦囊小妙计**
史慧静　郭锦萍　主编
责任编辑/傅淑娟

复旦大学出版社有限公司出版发行
上海市国权路 579 号　邮编:200433
网址:fupnet@ fudanpress.com　http://www.fudanpress.com
门市零售:86-21-65642857　团体订购:86-21-65118853
外埠邮购:86-21-65109143　出版部电话:86-21-65642845
上海市崇明县裕安印刷厂

开本 787×1092　1/16　印张 2.75　字数 34 千
2017 年 9 月第 1 版第 1 次印刷

ISBN 978-7-309-13228-1/R·1633
定价:20.00 元